孕期中药安全使用初探

沈焕彬◎著

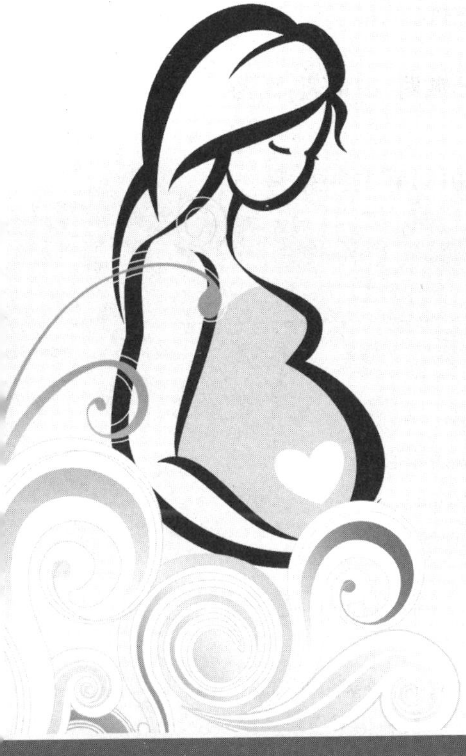

武汉出版社

(鄂)新登字 08 号
图书在版编目(CIP)数据

孕期中药安全使用初探 / 沈焕彬 编著. — 武汉 :
武汉出版社, 2018.9
ISBN 978-7-5582-2478-2
Ⅰ. ①孕… Ⅱ. ①沈… Ⅲ. ①妊娠期-中草药-用药法 Ⅳ. ①R289.53
中国版本图书馆 CIP 数据核字(2018)第 223032 号

著　　　者:沈焕彬
责 任 编 辑:徐建文
编　　　辑:杜　哲　黄　娜　刘　娜　晏　子
策　　　划:银川当代文学艺术中心图书编著中心
（当代出书网 http://www.csw66.com）
装 帧 设 计:清　风
出　　　版:武汉出版社
社　　　址:武汉市江岸区兴业路 136 号　　邮　编:430014
电　　　话:(027)85606403　85600625
http://www.whcbs.com　E-mail:wuhanpress@126.com
印　　　刷:宁夏润丰源印业有限公司　经　销:新华书店
开　　　本:880mm×1230mm　1/32
印　　　张:4　　　字　数:100 千字
版　　　次:2018 年 9 月第 1 版　2018 年 9 月第 1 次印刷
定　　　价:28.60 元

目录

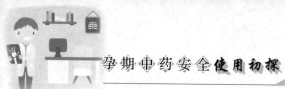

上　篇

孕期用药使用说明

（一）

1.根据美国食品与药品管理局(FDA)关于药物对人类不同致畸作用报告，将药物根据其对胎儿的危害程度分为A、B、C、D、X 5个级别。FDA颁布的药物对妊娠的危险性等级标准为：

A类：对照研究显示无害。已证实此类药物对人胎儿是最安全的，无不良影响。

B类：对人类无危害证据。动物实验对胎畜有害，而在人类未证实对胎儿有害；或动物实验对胎畜无害，而在人类尚无充分研究。

C类：不能除外危害性。动物实验可能对胎畜有害或缺乏研究，在人类也尚缺乏对照研究，但用药对孕妇的益处大于对胎儿的危害。

D类：对胎儿有危害。流行病学研究证实对胎儿有害，但对孕妇的益处超过对胎儿的危害。

X类:妊娠期禁用。无论在人类或动物中研究或市场调查均显示对胎儿的危害程度超过了对孕妇的益处。

2.某些药物,特别是中成药,尚未证明其级别,如厂家在说明书上标明其级别则以M标记, 如X(M)。

3.已知大多数药物能通过胎盘到胚胎及胎儿,应严格掌握中药的剂量和疗程,严格掌握用药原则。早孕期用药可能使胚胎致畸。因为胎儿脏器发育不完善,使其对药物的反应和代谢也与母体不同。同时,胎儿的肝、肾对药物的解毒、排泄功能差,药物及其代谢物可能在胎儿体内蓄积而损害胎儿。因此要选择相对安全的药物和疗程,以及用药间隔。

(二)

中药,是指在中医理论指导下认识和应用的药物,也是人们对我国传统药物的总称。由于其来源以植物类药材居多,使用也最普遍,古来相沿把中药学又称为“本草”。历史上本草典籍和文献十分丰富,用汗牛充栋来形容绝不为过。其中现存最早的《神农本草经》,载药365种;梁陶弘景所辑《本草经集注》,载药达730种;《本草纲目》载药更是达1892种;现代的《中华本草》,达到惊人的8980种。

本手册从实用出发，以“中药学”教材所载的中药品种范围来探讨。而现在“中药学”教材繁多，作者选取了2002年8月人民卫生出版社出版的、广州中医药大学黄兆胜教授主编的《中药学》教材；对其所载的中药，根据现有的资料进行了FDA标准的孕期用药分级。

由于资料和技术的限制，以及每味中药的成分的多样性和复杂性，更不用说中药炮制前后的化学成分的变化，有许多味中药的分级依据还是空白，在本手册也不强加分级，存留空白有待技术资料完整后再行填补。手册篇幅不大，但历时较久，尽量采用新的资料。中药学的发展日新月异，有不够新的依据，欢迎指正。

（三）

使用范例：

解表药

药名	剂量	主要成分	级别	备注
发散风寒药				
麻黄	3g~10g	麻黄碱、伪麻黄碱、甲基伪麻黄碱	C	F
桂枝	3g~10g	桂皮醛、桂皮酸	A	W

续 表

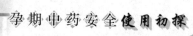

紫苏	3g~10g	紫苏醛、左旋柠檬烯	A	W
生姜	3g~10g	姜醇、姜烯、水芹烯、柠檬烯、芳香醇、甲基庚烯酮、壬醛、α－龙脑	A	W
香薷	3g~10g	香荆芥酚、百里香酚、对聚散花素	A	W
荆芥	3g~10g	右旋薄荷酮、消旋薄荷酮、右旋柠檬烯	A	注①
防风	3g~10g	辛醛、β－没药烯、壬烯、β－桉叶醇		
羌活	3g~10g	挥发油、β－谷甾醇、呋喃香豆素、氨基酸、		
藁本	3g~10g	3- 丁基酞内酯、蛇床内酯		
白芷	3g~10g	挥发油、香豆素及其衍生物	A	W

续 表

细辛	3g~5g	甲基丁香油酚、黄樟醚、细辛醚		
苍耳子	3g~10g	苍耳子苷、苍耳醇、异苍耳醇		

注①：如上表所示，其中的药名、剂量及有效成分(较多的录前几种成分)，皆从上面所提到的教材而来；级别表示的是依据资料进行分级的结果；备注指的是资料来源：F是FDA的直接分级(中药的主要有效成分就是临床使用的药物，像麻黄碱、伪麻黄碱)；W是卫生部(现为卫生和计划生育委员会)的拼音首字母，引自卫生部的相关文件通知(见附录)。

注①的内容来自较新的国内外资料，在表格的下面注明出处或其他特殊说明；级别项空白的，即未掌握分级依据未进行分级(其中备注中的“孕妇禁用”从黄兆胜氏《中药学》相关内容补充而来)。

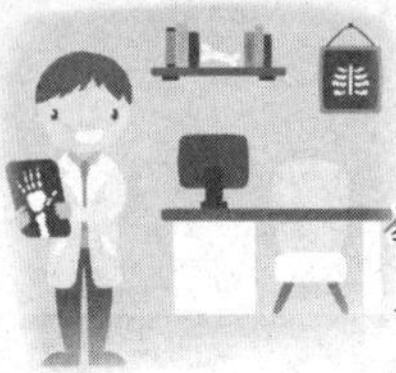

中篇

各论

一、解表药

药名	剂量	主要成分	级别	备注
发散风寒药				
麻黄	3g~10g	麻黄碱、伪麻黄碱、甲基伪麻黄碱	C	F
桂枝	3g~10g	桂皮醛、桂皮酸	A	W(同肉桂)
紫苏	3g~10g	紫苏醛、左旋柠檬烯	A	W

续 表

生姜	3g~10g	姜醇、姜烯、水芹烯、柠檬烯、芳香醇、甲基庚烯酮、壬醛、α－龙脑	A	W
香薷	3g~10g	香荆芥酚、百里香酚、对聚散花素	A	W
荆芥	3g~10g	右旋薄荷酮、消旋薄荷酮、右旋柠檬烯		
防风	3g~10g	辛醛、β－没药烯、壬烯、β－桉叶醇		
羌活	3g~10g	挥发油、β－谷甾醇、呋喃香豆素、氨基酸、		
藁本	3g~10g	3－丁基酞内酯、蛇床内酯		

续 表

白芷	3g~10g	挥发油、香豆素及其衍生物	A	W
细辛	3g~5g	甲基丁香油酚、黄樟醚、细辛醚		
苍耳子	3g~10g	苍耳子苷、苍耳醇、异苍耳醇		
辛夷	3g~10g	挥发油、黄酮类、生物碱及木脂素类		
葱白	3g~10g或3~5根	蒜素	A	注①
胡荽	3g~6g	癸醛、芳樟醇	A	注②
柽柳	3g~10g	芸香苷、槲皮素		

续 表

鹅不食草	6g~9g	甾醇类激素,如蒲公英赛醇、蒲公英甾醇、β-谷甾醇、豆甾醇		
发散风热药				
薄荷	3g~6g	薄荷醇、薄荷酮、薄荷烯酮、莰烯、蒎烯、柠檬烯、迷迭香酸和兰香油烃	A	W
牛蒡子	6g~12g	牛蒡子苷、脂肪油	A	W
蝉蜕	3g~10g	甲壳质、蛋白质	A	注③
桑叶	9g~10g	脱皮固醛、牛膝甾酮、羽扁豆醇、芸香苷、桑苷、异槲皮素、东莨菪素、东莨菪苷	A	W

续 表

菊花	10g~15g	挥发油、菊甙、腺嘌呤、胆碱	A	W
蔓荆子	5g~10g	坎烯、蒎烯、蔓荆子黄素		
柴胡	3g~10g	柴胡皂苷 a、b、c、d、槲皮素、α－菠菜甾醇、柴胡多糖		
升麻	3g~10g	升麻碱、水杨酸、咖啡酸、阿魏酸、鞣质	A	W
葛根	10g~15g	黄酮类物质大豆素、大豆苷、葛根素	A	W
淡豆豉	10g~15g	蛋白质、脂肪、酶类	A	W

续 表

浮萍	3g~10g	黄酮类化合物、荭草素、牡荆素、芹菜素、木犀草素		
木贼	3g~10g	菸碱、三萘酚、槲皮素、阿魏酸、香草酸	A	W

注①:传统食物。

注②:传统的日常蔬菜,即“香菜”。

注③:地方性食品“知了猴”的壳。

二、清热药

药名	剂量	主要成分	级别	备注
清热泻火药				
石膏	15g~60g	含水硫酸钙		
知母	6g~12g	知母皂苷 A–I、A–II	A	W
寒水石	10g~15g	硫酸钙或碳酸钙		
芦根	15g~30g	木聚糖	A	W
天花粉	10g~15g	天花粉蛋白、Karasurin	X	注①

续 表

竹叶	6g~15g	氨基酸、涩味质、酚性成分		
淡竹叶	10g~15g	芦竹素、印白茅素、蒲公英赛醇	A	W
莲子心	1.5g~3g	莲心碱、异莲心碱甲基莲心碱、荷叶碱、前荷叶碱		
熊胆	1g~2g	熊去氧胆酸、鹅去氧胆酸、牛磺熊去氧胆酸		
鸭跖草	15g~30g	飞燕草素、飞燕草素双葡萄糖苷、蓝鸭跖草苷		
栀子	3g~10g	异栀子苷、去羟栀子苷、山栀子苷	A	W

续 表

夏枯草	10g~15g	三萜类、黄酮类甾体糖甙及香豆素类		
决明子	10g~15g	决明素、决明子素、金黄决明素	A	W
谷精草	6g~15g	谷精草素		
密蒙花	6g~10g	醉鱼草苷、刺槐苷等黄酮苷、密蒙萜苷 A		
青葙子	6g~10g	脂肪油、硝酸钾、烟酸、淀粉		
清热燥湿药				
黄芩	3g~10g	黄芩苷元、黄芩苷、白杨黄素、汉黄芩苷、黄芩新素		
黄连	2g~5g	小檗碱、黄连碱、甲基黄连碱、掌叶防己碱		

续 表

黄柏	5g~10g	小檗碱		
龙胆	3g~6g	环烯醚萜苷（龙胆苦苷、樟芽菜苦苷）		
苦参	3g~10g	苦参碱、氧化苦参碱		
白鲜皮	6g~10g	白鲜碱、葫芦巴碱、胆碱、白鲜内酯、黄柏醇、黄柏酮酸		
椿皮	3g~10g	苦楝素、鞣质		
清热解毒药				
金银花	10g~15g	绿原酸、异绿原酸、木犀草素、忍冬苷	A	W

续 表

连翘	6g~15g	β－蒎烯、α－蒎烯		
大青叶	10g~15g	靛蓝、菘蓝苷、靛玉红、靛红烷B、葡萄糖芸苔素		
板蓝根	10g~15g	靛蓝、靛玉红、板蓝根乙素、丙素、丁素		
青黛	1.5g~3g	靛蓝、靛玉红		
贯众	10g~15g	绵马酸类、黄绵马酸类		
三丫苦	15g~30g	α－蒎烯、糠醛		

续 表

蒲公英	10g~30g	蒲公英甾醇、蒲公英素、胆碱、菊糖、果胶	A	W
紫花地丁	15g~30g	棕榈酸、对羟基苯甲酸、反式对羟基桂皮酸、丁二醇、山柰酚-3-0-鼠李吡喃苷和蜡		
蚤休	5g~10g	蚤休苷、薯蓣皂苷		
木芙蓉叶	外用适量，干品研末调敷;鲜品捣烂外敷	黄酮甙、酚类、氨基酸、鞣质、还原糖		
野菊花	10g~15g	樟脑、α－蒎烯、野菊花内酯、藏茴香酮	A	W

续 表

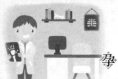

千里光	15g~30g	生物碱、黄酮苷、挥发油、鞣质及酚类		
四季青	15g~30g	原儿茶酸、原儿茶醛、马索酸、缩合型鞣质		
鱼腥草	15g~30g	癸酰乙醛、月桂醛、月桂烯	A	W
金荞麦	15g~30g	香豆酸、阿魏酸	A	W
穿心莲	6g~10g	二萜内酯		
半边莲	10g~15g 鲜品 30g~60g	山梗菜碱、山梗菜酮碱、山梗菜醇碱、异山梗菜酮碱		

续 表

半枝莲	15g~30g 鲜品 30g~60g	黄酮类成分（红花素、异红花素、野黄芩素、野黄芩苷）		
山慈菇	3g~6g	杜鹃兰含黏液质、葡萄糖配甘露醇聚糖		
漏芦	5g~10g	祁州含牛蒡子醛、牛蒡子醇、棕榈酸、β－谷甾醇、漏芦甾酮、蜕皮甾酮；禹州含5－（丁烯－3－炔－1）联噻吩、2－三联噻吩、卡多帕亭及兰刺头碱		
白花蛇舌草	15g~30g	齐墩果酸、乌索酸等有机酸、黄酮苷、甾醇		
红藤	10g~15g 大剂量 15g~30克	含鞣质约7%		

中篇

续 表

败酱草	6g~15g	败酱烯、异败酱烯		
土茯苓	15g~30g	皂苷、鞣质、树脂、落新妇苷	A	W
白蔹	3g~10g	黏液质、淀粉、酒石酸、龙脑酸		
白头翁	6g~15g	三萜皂苷		
马齿苋	15g~30g	三萜醇类（β－香树脂醇、丁基迷帕醇、帕克醇）	A	W
鸦胆子	内服，10~15粒(治疟疾)，10~30粒（治痢）	鸦胆子苦素、鸦胆子苷、鸦胆子碱、鸦胆子苦醇、鸦胆子酚		

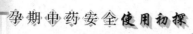

续 表

秦皮	3g~10g	香豆素类(七叶素)		
铁苋	15g~30g 鲜品 30g~60g	生物碱、黄酮、鞣质、酚类、没食子酸		
地锦草	15g~30g	槲皮素、异槲皮素、黄芪苷、东莨菪碱、泽兰内酯、没食子酸		
射干	3g~10g	鸢尾黄酮、鸢尾黄酮苷、紫檀素、射干酮		
山豆根	3g~10g	槐果碱、苦参碱、氧化苦参碱、臭豆碱、金雀花碱、山豆根碱		
马勃	3g~6g	马勃素、紫颓马勃酸、马勃素葡萄糖苷、麦角甾醇、亮氨酸、磷酸钠		

续 表

橄榄	6g~15g	蛋白质、脂肪、碳水化合物、抗坏血酸		
余甘子	10g~15g	没食子酸、葡萄糖没食子鞣苷、诃子酸、原诃子酸、余甘子酚	A	W
金果榄	3g~10g	青牛胆苦素、掌叶防己碱、金果榄苷、药根碱		
朱砂根	3g~9g	矮地茶素、11-0-丁香酰矮地茶素、		
木蝴蝶	3g~6g	脂肪油、黄芩苷元、木蝴蝶苷、白杨素、特土苷		
土牛膝	10g~15g	三萜皂苷		

续 表

胖大海	沸水泡服或煎服 2~4枚	戊多糖、黏液质、胖大海素、半乳糖	A	W
肿节风	6g~10g	延胡索酸、琥珀酸、氰苷、香豆素		
绿豆	15g~30g	蛋白质、脂肪、糖类、胡萝卜素、核黄素、维生素 B1、磷脂	A	注②
清热凉血药				
生地黄	10g~30g	环烯醚萜、单萜及其苷类	A	W
玄参	10g~15g	环烯萜类（哈巴苷、浙玄参苷甲）	A	W

续 表

牡丹皮	6g~15g	酚类(丹皮酚、牡丹酚原苷、牡丹酚新苷)	A	W
赤芍	6g~15g	芍药苷、芍药内酯苷、氧化芍药苷、芍药吉酮、苯甲酰芍药苷、芍药新苷	A	W
紫草	3g~10g	蒽醌类(紫草素、乙酰紫草素、去氧紫草素、异丁酰紫草素、异戊酰紫草素、紫草烷、β-二甲基丙烯酰阿卡宁、β-羟基-异戊酰紫草素)		
水牛角	15g~30g	胆甾醇、强心成分、肽类、氨基酸		
清虚热药				
青蒿	3g~10g	半萜类成分（青蒿素、青蒿酸、青蒿内酯、青蒿醇）		

续 表

白薇	3g~12g	强心苷（白薇苷、白薇苷元、白前苷、白前苷元、日本白薇素甲）		
地骨皮	6g~15g	桂皮酸、甜菜碱、苦柯碱 A、枸杞素 A、枸杞素 B、亚油酸	A	W
银柴胡	3g~10g	α-菠甾醇等甾醇类、汉黄芩素等黄酮类、邻-二苯甲酸异丁双脂等挥发油及银柴胡环肽		
胡黄连	3g~10g	梓醇、胡黄连苷、胡黄连素、桃叶珊瑚苷		

注①：天花粉蛋白具引产活性，引自“上篇”说明中的黄兆胜主编的《中药学》第 69 页。

注②：传统食物。

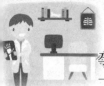

三、泻下药

药名	剂量	主要成分	级别	备注
攻下药				
大黄	5g~10g	蒽醌类衍生物	A	W
芒硝	10g~15g	结晶硫酸钠		
番泻叶	开水泡服 1.5g~3g 煎服 5g~9g	蒽醌（番泻苷、芦荟大黄素葡萄糖苷、大黄酸葡萄糖苷、芦荟大黄素、大黄酸）	A	W
芦荟	入丸散服，每次 1g~2g	蒽醌（芦荟大黄素苷、芦荟大黄素）	A	W
润下药				
火麻仁	10g~15g	亚油酸、亚麻酸、油酸	A	W

续 表

郁李仁	6g~12g	苦杏仁苷、郁李仁苷A、B	A	W
松子仁	5g~10g	油酸酯、亚油酸酯	A	注①
甘遂	入丸散服，每次0.5g~1g	大戟酮、甘遂酮、α-大戟甾醇、大戟二烯醇		孕妇禁用
京大戟	1.5g~3g	大戟苷、大戟色素体A、B、C		孕妇禁用
芫花	1.5g~3g	二萜内酯，芫花酯甲、乙、丙、丁、戊，芫花烯		孕妇禁用
商陆	5g~10g	三萜皂苷（商路皂苷甲、乙、丙、丁）		孕妇禁用

续 表

牵牛子	煎服 3g~9g，入丸散 1.5g~3g	树脂苷（牵牛子苷）		孕妇禁用
巴豆	入丸散 0.1g~0.3g	巴豆油 34%~57%（巴豆油酸、巴豆酸、甘油酯）		孕妇禁用
千金子	内服，制霜入丸散服 0.5g~1g	脂肪油 40%~50%（千金子甾醇、巨大戟萜醇 -20- 棕榈酸酯）		

注①：传统果品。

四、祛风湿药

药名	剂量	主要成分	级别	备注
独活	5g~15g	若干香豆精类化合物、二氢山芹醇及其乙酸酯、欧芹酚甲醚、异欧前胡内酯、当归醇、毛当归醇、佛手柑内酯、花椒毒素、γ-氨基丁酸		
防己	5g~10g	汉防己主含汉防己甲素、汉防己乙素、粉防己丙素、粉防己乙素；广木防己主含马兜铃酸、马兜铃内酰胺、尿囊素、木兰花碱和β-谷甾醇	广木防己X	已被国家食品与药品监督管理局禁止用于药物,见附录2
川乌	3g~9g,入散剂或酒剂1g~2g	乌头碱、异乌头碱、次乌头碱		孕妇禁用
蚕砂	5g~15g	粗蛋白、叶绿素、植物醇		

续 表

松节	10g~15g	纤维素、木质素		
丁公藤	3g~6g	丁公藤碱 II		
独一味	3g~15g	木樨素、槲皮素		
闹羊花	0.3g~0.6g	毒性成分桂木毒素、木藜芦毒素 I、石楠素、杜鹃花毒素		
马钱子	0.3g~0.6g	马钱子碱、番木鳖碱、异马钱子碱、异番木鳖碱		

续 表

雷公藤	1g~5g	雷公藤定碱、雷公藤杨碱、雷公藤晋碱、雷公藤春碱、雷公藤增碱		
徐长卿	3g~10g	牡丹酚、异牡丹酚、徐长卿苷 A、B、C		
两面针	5g~10g	光叶花椒碱、白屈菜红碱、异崖椒定碱、氯化光叶花椒碱、光叶花椒碱、香叶木苷		
寻骨风	0.6g~10g	马兜铃酸 A、D马兜铃内酯、绵毛马兜铃内酯、尿囊素、β－谷甾醇、生物碱、挥发油		
海桐皮	5g~15g	刺桐灵碱、氨基酸、有机酸		

续 表

八角枫	2g~6g	生物碱、酚类、氨基酸、有机酸、树脂		
威灵仙	5g~15g	白头翁素、聚合物白头翁素		
秦艽	5g~15g	秦艽碱甲、秦艽碱乙、秦艽碱丙、龙胆苦苷、当药苦苷、褐煤酸、褐煤酸甲酯、α-香树脂醇、β-谷甾醇		
络石藤	5g~15g	山辣椒碱等吲哚生物碱		
木瓜	10g~15g	皂苷、维生素C、苹果酸、酒石酸、枸橼酸	A	W
蕲蛇	5g~15g	蛋白质、脂肪、氨基酸、硬脂酸、棕榈酸、胆甾醇	A	W

续 表

乌梢蛇	5g~10g	蛋白质、脂肪、多种氨基酸	A	W
豨莶草	10g~15g	豨莶茎主含豨莶苷、豨莶苷元以及豨莶萜内酯、豨莶萜醛内酯；腺梗豨莶全草主含腺梗豨莶苷、腺梗豨莶醇、腺梗豨莶酸、谷甾醇及胡萝卜苷；毛梗豨莶全草主含豨莶苷、豨莶精醇、豨莶新苷		
臭梧桐	5g~15g	海州常山苦素、海州常山苦素A、B、内消旋肌醇、生物碱、刺槐素-7-二葡萄糖醛酸苷		
丝瓜络	6g~10g	木聚糖、半乳聚糖、甘露聚糖、木脂素、纤维素		
桑枝	15g~30g	皮茎皮主含黄酮类成分桑皮素、桑皮色素、桑皮色烯、环桑皮素、环桑皮色烯；木材主含桑色素、二氢桑色素、二氢山茶酚、桦皮酸	A	W

续 表

伸筋草	10g~25g	孢子主含脂肪油、甾醇、挥发油、糖类；全草主含石松碱、棒石松宁碱、棒石松毒碱、烟碱		
老鹳草	10g~30g	挥发油（牻牛儿醇）槲皮素；老鹳草主含老鹳草鞣质、没食子酸、琥珀酸槲皮素		
路路通	5g~10g	苏合香素、左旋肉桂酸龙脑酯、环氧苏合香素、异环氧苏合香素、氧化丁香烯、白桦脂酮酸		
穿山龙	15g~30g	薯蓣皂苷、纤细薯蓣皂苷、穗菝葜甾苷、25-异螺甾-3,5-二烯、对羟基苄基酒石酸		
海风藤	5g~15g	细叶青蒌藤素、β-谷甾醇、挥发油		

续 表

五加皮	5g~15g	丁香苷、刺五加苷、β-谷甾醇、β-谷甾醇葡萄糖苷、硬脂酸	A	W
桑寄生	10g~15g	槲皮素、槲皮苷萹蓄苷		
狗脊	10g~15g	萜类成分、挥发油、香荚兰己酮、香草醛、β-谷甾醇、胡萝卜苷、原二茶酸		
千年健	5g~10g	芳香性挥发油（α-蒎烯、β-蒎烯、柠檬烯、芳樟烯、α-松油烯、香味烯、丁香油酚、橙花烯）		
鹿衔草	10g~20g	普通主含熊果苷、高熊果苷、异高熊果苷、伞形梅笠草素、没食子酸、原儿茶酸、槲皮素、肾叶鹿蹄草、金丝桃苷；圆叶主含熊果酚苷、鞣质、挥发油、蔗糖		

中篇

续 表

雪莲花	3g~10g	绵头雪莲花主含东莨菪碱素、伞形花内酯、大黄素甲醚、β－谷甾醇；水母雪莲花主含尽圣草素苷、芹菜素苷、木樨草素苷、芸香苷、槲皮素苷、雪莲多糖		

五、化湿药

药名	剂量	主要成分	级别	备注
广藿香	5g~10g	挥发油（广藿香醇、西车烯、α－广藿香烯、β－广藿香烯，等多种倍半萜和广藿香酮）	A	W
佩兰	5g~10g	全草主含挥发油；花及叶主含宁德洛非碱、蒲公英甾醇、豆甾醇、β－谷甾醇、二十八醇、棕榈酸；茎、叶主含延胡索酸、琥珀酸、甘露醇	A	W
苍术	5g~10g	挥发油，茅苍术主含苍术醇、苍术酮；北苍术主含 β－桉叶醇、苍术呋喃烃	A	W
厚朴	3g~10g	挥发油（β－桉叶醇）	A	W

续表

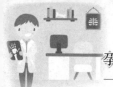

砂仁	5g~10g	挥发油,阳春砂主含乙酰龙脑酯、樟烯、樟脑;海南砂主含哌烯、桉叶醇；绿壳砂主含樟脑、橙花椒醇	A	W
白豆蔻	3g~6g	挥发油（桉叶素、β-蒎烯、α-蒎烯、丁香烯、龙脑乙酸乙酯）	A	W
草豆蔻	5g~10g	挥发油（桂皮酸、金合欢醇、桉叶素、和葎草烯）	A	注①
草果	3g~6g	挥发油(α-和β-蒎烯、1,8-桉油素、对-聚伞花素、壬醛、芳香醇、樟脑、α-松油醇、橙花醛、香叶醇、草果酮、橙花椒醇)	A	注②

注①:传统食品调味材料。

注②:传统食品调味材料。

六、利水渗湿药

药名	剂量	主要成分	级别	备注
利水消肿药				
茯苓	10g~15g	β-茯苓聚糖、乙酰茯苓酸、茯苓酸	A	W
猪苓	5g~10g	麦角甾醇、生物素、猪苓酸、猪苓多糖、猪苓聚糖、猪苓酮		
泽泻	5g~10g	泽泻醇A、B、C、D，泽泻醇A乙酸酯等四环三萜酮醇衍生物	A	W
薏苡仁	10g~30g	薏苡仁油、薏苡仁脂、蛋白质	A	W
赤小豆	10g~30g	蛋白质、脂肪、碳水化合物、维生素B1、B2、钙、磷、三萜皂苷类	A	W
冬瓜皮	15g~30g	蜡类及树脂类物质		

续 表

玉米须	15g~30g	硝酸钾、维生素K、维生素C、β-谷甾醇、豆甾醇、脂肪油、苦味糖苷、隐黄素		
葫芦	15g~30g	葡萄糖、戊聚糖	A	W
香加皮	3g~10g	强心苷杠柳毒苷、皂杠杠柳苷		
泽漆	5g~10g	槲皮素-5,3-二-D半乳糖皂苷、泽漆皂苷、三萜、丁酸、泽漆酸		
蝼蛄	3g~5g	游离氨基酸13种		
利尿通淋药				

续 表

车前子	5g~15g	车前子酸、车前苷、车前烯醇酸、京尼平苷酸、黏液质、琥珀酸、车前烯醇、胆碱、脂肪油	A	W
滑石	10g~15g	硅酸镁、氧化铝、氧化镍		
关木通	3g~6g	马兜铃酸、齐墩果酸、常春藤皂苷元、鞣质、钙质、脂肪油	X	已被国家食品与药品监督管理局禁止用于药物，见附录 2
通草	5g~10g	糖醛酸、脂肪、蛋白质、多糖		
瞿麦	10g~15g	多种黄酮化合物		

续 表

萹蓄	10g~30g	萹蓄苷、槲皮素、绿原酸、蒽醌类、黄酮类、生物碱、挥发油		
地肤子	10g~15g	三萜皂苷、黄酮类化合物、脂肪油、维生素A类		
海金沙	6g~12g	水溶性成分海金沙素		
石韦	5g~10g	芒果苷、异芒果苷、绿原酸、蒽醌类、黄酮类		
冬葵子	10g~15g	脂肪酸		
灯心草	2g~5g	纤维、脂肪油、蛋白质		

续 表

萆薢	10g~15g	薯蓣皂苷		
利湿退黄药				
茵陈	10g~30g	茵陈二炔、β－石竹萜烯、β－香叶烯、d－柠檬烯		
金钱草	30g~60g	槲皮素、查耳酮、谷甾醇、氨基酸、鞣质		
虎杖	10g~30g	蒽醌类化合物、酚性成分、多糖		
地耳草	15g~30g	黄酮类（槲皮素、异槲皮苷、田基黄苷）、氨基酸、酚类、香豆素内酯、鞣质、蒽醌		

续 表

垂盆草	15g~30g	甲基异石榴皮碱等生物碱、垂盆草苷、糖类		
积雪草	15g~30g	多种 α－香树脂醇型的三萜成分（积雪草苷、参枯尼苷、异参枯尼苷、羟基积雪草苷）	A	W
溪黄草	3g~5g 鲜品 10g~15g	黄酮苷、酚类、氨基酸		

七、温里药

药名	剂量	主要成分	级别	备注
附子	3g~15g	二萜双酯类生物碱		
肉桂	2g~5g	挥发油(桂皮醛)	A	W
干姜	3g~10g	挥发油（姜烯、水芹烯、莰烯、姜烯酮、姜辣素、姜酮、龙脑、姜醇、柠檬醛）	A	W
吴茱萸	1.5g~6g	挥发油(吴茱萸烯、罗勒烯、月桂烯、吴茱萸内酯、吴茱萸内酯醇)	A	W
丁香	3g~6g	挥发油(丁香酚、乙酰丁香酚、丁香烯)	A	W

续 表

小茴香	3g~9g	挥发油(反式茴香脑、柠檬烯、茚酮、爱草脑、β－松油烯、月桂烯)	A	W
花椒	2g~5g	挥发油、生物碱、木脂素、香豆素、脂肪酸	A	W
高良姜	3g~10g	挥发油(1,8- 桉叶素、桂皮酸甲酯、丁香油酚、蒎烯、荜澄茄烯)	A	W
胡椒	2g~4g	挥发油（胡椒碱、为胡椒醛、胡椒新碱、氧化石竹烯）	A	W
荜茇	3g~6g	胡椒碱、棕榈酸、四氢胡椒酸、荜茇酰胺、荜茇宁酰胺、芝麻素	A	W
荜澄茄	2g~5g	挥发油(柠檬烯、柠檬醛、甲基庚烯酮、香茅醛、莰烯、香叶醇)		

续 表

山柰	6g~9g	挥发油(对甲氧基桂皮酸乙酯、桂皮酸乙酯、莰烯、对甲氧基苏合香烯、山柰素)		

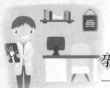

八、理气药

药名	剂量	主要成分	级别	备注
陈皮	3g~10g	挥发油(右旋柠檬烯、枸橼醛)	A	W
青皮	3g~10g	挥发油(右旋柠檬烯、枸橼醛)	A	W
枳实	3g~10g	挥发油	A	W
木香	3g~10g	挥发油(木香醇、木香烯内酯)	A	W
香附	6g~12g	挥发油(β－蒎烯、香附子烯、α－香附酮、β 香附酮)	A	W

续 表

乌药	3g~10g	挥发油(乌药烷、乌药烃、乌药醇、乌药酸、乌药醇酯)		
沉香	1g~1.5g	挥发油（沉香醇、苄基丙酮、对甲氧基苄基丙酮）		
檀香	1g~3g	挥发油（α－檀香醇、β－檀香醇）		
川楝子	3g~10g	川楝素、异川楝素		
荔枝核	10g~15g	脂肪油（油酸、棕榈酸）		
佛手	3g~10g	柠檬油素	A	W

续表

香橼	3g~10g	挥发油（α-柠檬烯、二戊烯）	A	W
玫瑰花	3g~6g	挥发油(香茅醇、牻牛醇、橙花醇、丁香油酚、苯乙醇)	A	W
薤白	5g~10g	挥发油（二甲基二硫、二甲基三硫）	A	W
青木香	3g~16g	挥发油(马兜铃酮)	X	已被国家食品与药品监督管理局禁止用于药物,见附录2
大腹皮	5g~10g	鞣质、儿茶素		

续 表

柿蒂	6g~10g	鞣质、糖类、羟基三萜酸、金丝桃苷		
刀豆	10g~15g	尿素酶、血细胞凝集素、刀豆氨酸	A	W
甘松	3g~6g	马兜铃烯、甘松醇、德比酮、缬草酮、广藿香醇		
九香虫	3g~10g	脂肪、蛋白质、甲壳质		

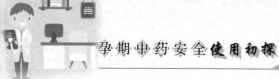

九、消食药

药名	剂量	主要成分	级别	备注
山楂	10g~15g	黄酮类(槲皮素、牡荆素、金丝桃苷、芦丁)	A	W
神曲	6g~15g	酵母菌、淀粉酶、维生素 B 复合体、麦角甾醇、蛋白质		
麦芽	10g~15g	酶类(淀粉酶、转化糖酶)	A	W
谷芽	9g~15g	淀粉酶、维生素 B		
莱菔子	3g~10g	脂肪油(芥子酸、亚油酸、亚麻酸、硬脂酸)	A	W

续 表

鸡内金	3g~10g	胃激素、淀粉酶、蛋白质、角蛋白、氨基酸	A	W
鸡屎藤	15g~60g	猪殃殃苷、鸡矢藤次苷、熊果苷、齐墩果酸、挥发油		

十、驱虫药

药名	剂量	主要成分	级别	备注
使君子	10g~15g	使君子酸钾		
苦楝皮	6g~9g	三萜类化合物（苦楝素、苦内酯）		
槟榔	6g~15g	生物碱(槟榔碱、槟榔次碱、去甲基槟榔碱)		
南瓜子	60g~120g	南瓜子氨酸	A	注①
鹤草芽	30g~45g	鹤草酚等间苯三酚缩合体类		
雷丸	6g~15g	雷丸素		

续 表

芜荑	3g~10g	鞣酸、糖分、挥发油		
鹤虱	5g~15g	挥发油（鹤虱内酯、天名精内酯酮、天名精内酯、天名精酮）		
榧子	15g~30g	脂肪油（棕榈油、硬脂酸、油酸、亚油酸）	A	W

注①：传统果品。

十一、止血药

药名	剂量	主要成分	级别	备注
凉血止血药				
大蓟	10g~15g	挥发油(单紫杉烯、香附子烯)	A	W
小蓟	10g~15g	芦丁等黄酮、蒲公英甾醇等三萜生物碱、绿原酸	A	W
地榆	10g~15g	鞣质(没食子儿茶精、地榆素)		
槐花	10g~15g	黄酮(芦丁、槲皮素)	A	W
侧柏叶	10g~15g	挥发油(α-侧柏酮、侧柏烯、小茴香酮)	A	W
白茅根	15g~30g	淀粉、糖类(葡萄糖、蔗糖)	A	W

续 表

苎麻根	10g~30g	酚类、三萜、绿原酸、咖啡酸		
荠菜	15g~30g	有机酸（草酸、酒石酸、对氨基苯磺酸）		
景天三七	10g~15g	生物碱		
化瘀止血药				
三七	3g~10g	四环三萜皂苷活性成分(三七皂苷)	A	W
茜草	10g~15g	蒽醌(茜草素、茜草色素、黑茜素)	A	W
蒲黄	3g~10g	黄酮(香蒲新苷、异鼠李素、柚皮素、槲皮素	A	W

续表

五灵脂	3g~15g	三萜类（五灵脂三萜酸I、II、III		
降香	3g~6g	挥发油（苦橙油醇）、异黄酮（刺芝柄花素、降香黄酮）		
花蕊石	10g~15g	碳酸钙、碳酸镁		
收敛止血药				
白及	3g~10g	黏液质（白及甘露聚糖）	A	W
仙鹤草	10g~15g	仙鹤草素等止血成分（鹤草甲素、乙素）		
紫珠	10g~15g	黄酮类、三萜类		

续 表

棕榈	10g~15g	纤维素、鞣质		
血余炭	5g~10g	优角蛋白、水分、灰分		
藕节	10g~30g	鞣质、氨基酸、淀粉	A	注①
鸡冠花	9g~15g	山柰苷、苋菜红苷、松醇、硝酸钾		
花生衣	10g~30g	花生素（二聚原花生苷元 –A 类型化合物）	A	注②
檵木	15g~30g	槲皮素、异槲皮苷		

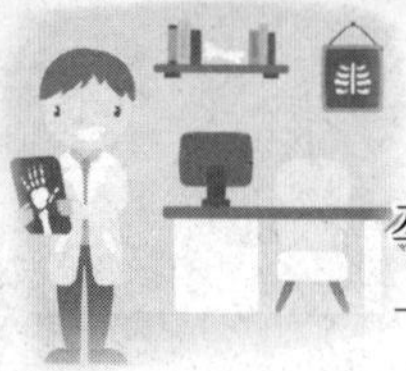

续 表

温经止血药				
艾叶	3g~15g	挥发油(柠檬烯、香叶烯、龙脑、β－蒎烯)		
炮姜	3g~6g	挥发油(姜烯、姜烯酮、姜辣素、姜酮、龙脑、姜醇)	A	W(见生姜条)
灶心土	15g~30g	硅酸、氧化铝、氧化铁、氧化铅		

注①:传统食品。

注②:传统果品的种皮。

十二、活血化瘀药

药名	剂量	主要成分	级别	备注
川芎	3g~10g	川芎嗪等多种生物碱、阿魏酸等酚性物质、藁本内酯、川芎内酯	A	W
延胡索	3g~10g	生物碱(延胡索甲素、延胡索乙素、延胡索丙素、延胡索丁素)		
郁金	5g~12g	挥发油(莰烯、倍半萜烯、姜黄烯)		
姜黄	3g~10g	挥发油(姜黄酮、姜烯、水芹烯、龙脑)	A	W
乳香	3g~10g	树脂、树胶、挥发油、苦味质		
没药	3g~10g	树脂、树胶、挥发油		

中篇

续 表

丹参	5g~15g	丹参酮Ⅰ、隐丹参酮	A	W
红花	3g~10g	红花黄素、红花苷、新红花苷	A	W
桃仁	5g~10g	酯质体、甾体、黄酮、糖类	A	W
益母草	10g~30g	益母草碱、水苏碱、益母草定	A	W
泽兰	10g~15g	挥发油（已醛、苯甲醛、紫苏油烯、芳梓醇	A	W
牛膝	6g~15g	三萜皂苷、多糖	A	W
鸡血藤	10g~15g	甾体（鸡血藤醇、胡萝卜苷）、异黄酮类（芒柄花苷、刺芒柄花素）		

续 表

王不留行	5g~10g	王不留行皂苷等多种皂苷、呫吨酮、王不留行呫吨酮、单糖		
月季花	3g~6g	挥发油（牻牛儿醇、香茅醇、橙花醇）		
凌霄花	3g~10g	水杨酸、熊果酸、阿魏酸		
凤仙花	3g~6g	黄酮醇类、萘醌衍生物		
土鳖虫	3g~10g	氨基酸（谷氨酸、丙氨酸）		
自然铜	10g~15g	二硫化铁		

续 表

苏木	3g~10g	巴西苏木素、苏木查耳酮、挥发油、鞣质		
骨碎补	10g~15g	骨碎补二氢黄酮、柚皮苷	A	W
血竭	1g~1.5g	血竭红素、血竭素、去甲基血竭红素、去甲基血竭素		
儿茶	1g~3g	酚酸性成分(儿茶酸、儿茶鞣酸)		
刘寄奴	3g~10g	奇蒿黄酮、香豆素精、异泽兰素、脱肠草素、西米杜鹃醇		
莪术	3g~10g	挥发油(莪术呋喃酮、莪术烯醇、姜黄烯)		孕妇禁用
三棱	3g~10g	挥发油、有机酸、豆甾醇、β－谷甾醇、刺芒柄花素、胡萝卜苷		孕妇禁用

续 表

水蛭	1.5g~3g	水蛭素、蛋白质、肝素、抗血栓素、组织胺样物质		孕妇禁用
虻虫	1.5g~3g	蛋白质		孕妇禁用
斑蝥	0.03g~0.06g,作丸散服	羟基斑蝥素、油脂、树脂、蚁酸、色素		孕妇禁用
穿山甲	3g~10g	硬脂酸、脂肪酸等16种游离氨基酸、挥发油		

十三、化痰止咳平喘药

药名	剂量	主要成分	级别	备注
温化寒痰药				
半夏	3g~10g	β－谷甾醇、葡萄糖苷、多种氨基酸、蛋白质、挥发油、皂苷、辛辣性醇类、胆碱、左旋盐酸麻黄碱		
天南星	3g~10g	三萜皂苷、安息香酸、氨基酸、D－甘露醇、二酮哌嗪类生物碱		
白附子	3g~6g	皂苷、生物碱、黏液质、肌醇、β－谷甾醇－O－葡萄糖苷		
白芥子	3g~10g	芥子苷、芥子碱、芥子酶	A	W(黄芥子)
皂荚	1.5g~5g	三萜类皂苷、鞣质、蜡醇		

续 表

旋覆花	3g~10g	旋覆花次内酯、欧亚旋覆花含天人菊内酯、阿魏酸、槲皮素		
白前	3g~10g	三萜皂苷(白前皂苷甲、乙、丙、丁、戊、己、庚、辛、壬、癸)		
清化热痰药				
前胡	6g~10g	前胡醇、前胡苷、紫花前胡素、白花前胡素甲		
桔梗	3g~10g	桔梗皂苷(桔梗皂苷元昆布双糖苷)	A	W
瓜蒌	全瓜蒌 10g~20g 瓜蒌皮 6g~12g 瓜蒌仁 10g~15g	三萜皂苷、有机酸、树脂、糖类、色素		

续 表

川贝母	3g~10g	生物碱(川贝碱、西贝素、青贝碱、松贝碱甲及乙)	A	W
浙贝母	3g~10g	生物碱(浙贝碱、去氢浙贝母碱)	A	W
竹茹	6g~10g	生物碱、鞣质、皂苷、氨基酸、脂酸、还原糖、三萜	A	W
竹沥	15ml~30ml	愈创木酚等酚性成分、甲酸等酸性成分、谷氨酸等 13 种氨基酸、糖类		
天竺黄	3g~6g	竹红菌甲素、竹红菌乙素、甘露醇、硬脂酸		

续 表

海藻	10g~15g	藻胶酸、甘露醇、灰分、钾、碘	A	注①
昆布	6g~12g	藻胶素、藻胶酸、海带聚糖	A	W
黄药子	5g~15g	黄独素 ABC 等呋喃去甲基二萜类		
海蛤壳	10g~15g	碳酸钙、壳角质		
海浮石	10g~15g	含铝、钾、钠组成的硅酸盐		
瓦楞子	10g~15g	钙		

续 表

礞石	5g~10g	带结晶水的硅酸盐		
蔊菜	15g~30g	蔊菜素、有机酸、黄酮类化合物、生物碱		
止咳平喘药				
苦杏仁	5g~10g	苦杏仁苷、脂肪油	A	W
苏子	5g~10g	脂肪油（亚油酸、亚麻酸）	A	W
百部	5g~15g	生物碱(百部碱)		
紫菀	5g~10g	紫菀皂苷、紫菀酮、槲皮素、无羁萜、表无羁萜醇、紫菀酮苷、紫菀苷、环氯亭		
款冬花	5g~10g	金丝桃苷等黄酮类、生物碱、香芹酚		

续 表

马兜铃	3g~10g	马兜铃碱、木兰碱、马兜铃酸、次马兜铃酸	X	注②
枇杷叶	10g~15g	皂苷、熊果酸、齐墩果酸、苦杏仁苷、丁香素、枸橼酸、鞣质		
桑白皮	5g~15g	黄酮类(桑皮素、桑根皮素)	A	W
葶苈子	5g~10g	强心苷类(毒毛旋花子配基、伊夫单苷、葶苈苷、伊夫双苷)		
白果	5g~10g	黄酮类(山柰黄素、槲皮黄素、芦丁、白果素、银杏素、穗花双黄酮)	A	W
矮地茶	10g~30g	含镇咳活性成分岩白菜内酯（矮地菜素 I)、矮地茶素 II		

续 表

洋金花	0.3g~0.6g	生物碱(东莨菪碱、莨菪碱)	C	F
罗汉果	10g~30g	糖类(葡萄糖、果糖)	A	注③

注①:传统海产食品。

注②:含马兜铃酸的同一植物的根、茎已被禁用于药物,见附录2。

注③:两广地区传统果品。

十四、安神药

药名	剂量	主要成分	级别	备注
重镇安神药				
朱砂	0.3g~1g	硫化汞		孕妇禁用
磁石	15g~30g	四氧化三铁		
龙骨	15g~30g	碳酸钙、磷酸钙		
琥珀	1.5g~3g	树脂、挥发油		
珍珠	0.3g~1g	碳酸钙	A	W
养心安神药				
酸枣仁	10g~20g	皂苷（酸枣仁皂苷A、B）	A	W

续 表

柏子仁	10g~20g	脂肪油	A	W
远志	5g~15g	皂苷（远志皂苷、细叶远志素）	A	W
合欢皮	10g~15g	皂苷(合欢苷)		
首乌藤	1g5~30g	蒽醌类（大黄素、大黄酚、大黄素甲醚、大黄素 –6– 甲醚、大黄素 –8–0– β –D–单葡萄糖苷）	A	W
灵芝	3g~15g	三萜类、有机酸、香豆素苷、生物碱、挥发油、多糖等糖类、蛋白质、多肽、甾类、核苷类、树脂、酶		

十五、平肝息风药

药名	剂量	主要成分	级别	备注
平抑肝阳药				
石决明	15g~30g	碳酸钙	A	W
珍珠母	15g~30g	碳酸钙		
牡蛎	10g~30g	碳酸钙、磷酸钙、硫酸钙	A	W
赭石	10g~30g	三氧化二铁		
蒺藜	6g~15g	脂肪油、挥发油、鞣质、树脂、甾醇、钾盐	A	W
罗布麻	3g~15g	芸香苷	A	W
紫贝齿	10g~15g	碳酸钙		
息风止痉药				

续 表

羚羊角	1g~3g	角蛋白		
牛黄	0.2g~0.5g	胆汁色素（胆红素）、胆汁酸（胆酸、去氧胆酸、石胆酸）		
钩藤	10g~15g	生物碱（钩藤碱、异钩藤碱）		
天麻	3g~10g	香荚兰醛、香荚兰醇、天麻素	A	W
地龙	5g~15g	蚯蚓解热碱、蚯蚓素、蚯蚓毒素		
全蝎	2g~5g	蝎素		
蜈蚣	1g~3g	蜈蚣毒液（蛋白质、酶、氨基酸）		
僵蚕	3g~10g	蛋白质、脂肪		

十六、开窍药

药名	剂量	主要成分	级别	备注
麝香	0.06g~0.1g	麝香大环化合物、甾族化合物、长链化合物、蛋白质、氨基酸		孕妇禁用
冰片	0.03g~0.1g	龙脑冰片主含倍半萜类成分和三萜类成分，艾叶含左旋龙脑，机制冰片含龙脑、异龙脑		
苏合香	0.3g~1g	萜类、挥发油		
石菖蒲	5g~10g	挥发油 α-细辛醚、β 细辛醚、γ-细辛醚		
蟾酥	0.015g~0.03g	蟾蜍毒素类物质		
安息香	0.3g~1.5g	树脂（泰国树脂酸、苯甲酸松柏醇酯）		

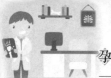

十七、补虚药

药名	剂量	主要成分	级别	备注
补气药				
人参	5g~10g	人参皂苷 Rg1、Rb1 等多种人参皂苷、α-人参烯等挥发油、人参酸等有机酸、人参黄酮苷等黄酮、木脂素、甾醇、氨基酸、多糖	A	W
西洋参	3g~6g	人参皂苷 Rg1、Rbl 等 17 种皂苷、松香芹醇等挥发油、有机酸、甾醇、聚炔类、氨基酸、蛋白质、多糖	A	W
党参	10g~30g	甾醇、党参苷、党参多糖、党参内酯、生物碱、氨基酸	A	W
太子参	10g~30g	太子参环肽 A、B、脂肪酸、皂苷、淀粉、果糖、脂肪酸酯	A	W

续 表

黄芪	10g~15g	皂苷、黄酮	A	W
白术	10g~15g	挥发油（苍术醇、苍术酮、白术内酯）	A	W
山药	10g~30g，大量 60g~250g	薯蓣皂苷元、皂苷、黏液质、胆碱、淀粉、糖蛋白、游离氨基酸、维生素 C	A	W
刺五加	5g~12g	刺五加苷 ABCDEFG 等多种糖苷	A	W
绞股蓝	15g~30g	皂苷（人参皂苷 Rb1 等 80 多种绞股蓝皂苷）	A	W

续 表

红景天	3g~9g	红景天苷、红景天苷元、二苯甲基六氢吡啶、没食子酸、β 谷甾醇	A	W
白扁豆	10g~30g	蛋白质、维生素 BC、胡萝卜素	A	W
甘草	3g~10g	甘草酸、甘草甜素等三萜皂苷和甘草素等多种黄酮类	A	W
大枣	10g~30g	桦木酸、齐墩果酸、山楂酸	A	W
饴糖	30g~60g	麦芽糖、葡萄糖、糊精	A	W
蜂蜜	15g~30g	葡萄糖、果糖、蔗糖	A	W

续 表

补阳药				
鹿茸	1g~3g	雌二醇、雌酮等雌激素样活性成分	A	W
巴戟天	10g~15g	糖类(多种低聚糖)蒽醌类(甲基异茜草素)	A	W
淫羊藿	5g~10g	淫羊藿苷等黄酮苷	A	W
仙茅	3g~10g	石蒜碱、丝兰皂苷元、杨梅酮苷、鞣质、脂肪、树脂、淀粉、仙茅素 A、仙茅苷、苔黑酚葡萄糖苷、黏液质、生物碱		
补骨脂	6g~15g	补骨脂素、异补骨脂素	A	W
益智	3g~10g	挥发油(桉油精、姜烯、姜醇、松油醇、绿叶烯、香附酮)	A	W

续 表

海狗肾	1g~3g	雄性激素、蛋白质、脂肪		
雄蚕蛾	6g~15g	脑激素、蚕蛾素、脂肪油、细胞色素 C、维生素 B_{12}		
海马	1g~1.5g	蛋白质、脂肪、多种维生素、糖类		
肉苁蓉	10g~15g	甜菜碱、胡萝卜苷、三十烷醇、咖啡酸糖脂、甘露醇、硬脂酸、柳得洛苷、β－谷甾醇		
锁阳	10g~15g	三萜皂苷、花色苷、鞣质、淀粉、蛋白质、脂肪、还原糖、挥发油		
冬虫夏草	5g~10g	麦角甾醇等甾醇类、D- 甘露醇、虫草酸多糖醇、蛋白质、氨基酸、脂肪酸、多种核苷、维生素、生物碱		

续 表

紫河车	1.5g~3g	蛋白质、氨基酸		
蛤蚧	3g~10g	蛋白质、脂肪、丰富的微量元素、氨基酸	A	W
菟丝子	10g~15g	胆甾醇、菜油甾醇、β-谷甾醇、豆甾醇、三萜酸类、树脂、糖类	A	W
沙苑子	10g~15g	氨基酸、蛋白质、多肽、酚类、鞣质、甾醇	A	W
杜仲	10g~15g	杜仲胶、杜仲苷、杜仲醇、酚类、绿原酸等有机酸、脂肪、黄酮类、醛糖、鞣质、氨基酸	A	W
续断	10g~15g	三萜皂苷（川续断皂苷ACEF）		

续 表

韭菜子	5g~10g	生物碱、皂苷、硫化物、苷类物质、蛋白质、维生素 C	A	W
阳起石	3g~6g	硅酸镁、硅酸铝		
核桃仁	10g~30g	脂肪油（亚油酸甘油酯、亚麻酸、油酸甘油酯）	A	注①
胡芦巴	5g~10g	龙胆宁碱、番木瓜碱、胆碱、胡芦巴碱、薯蓣皂苷、雅姆皂苷元	A	W
补血药				
当归	5g~15g	挥发油（藁本内酯、当归酮、香荆芥酚）	A	W
熟地黄	10g~30g	梓醇、地黄素、甘露醇、维生素 A 类物质、多种糖类、多种氨基酸、磷酸	A	W

续 表

白芍	10g~15g	芍药苷、牡丹酚、芍药花苷、芍药内酯苷、氧化芍药苷、苯甲酰芍药苷、芍药吉酮	A	W
何首乌	10g~30g	蒽醌类、软磷脂、淀粉	A	W
阿胶	5g~15g	骨胶原及其部分水解产生的多种氨基酸	A	W
龙眼肉	10g~15g	葡萄糖、蔗糖	A	W
补阴药				
北沙参	10g~15g	香豆素类成分佛手柑内酯、补骨素、花椒毒素、多糖	A	W
南沙参	10g~15g	蒲公英萜酮、β-谷甾醇、胡萝卜苷、沙参苷Ⅰ、Ⅱ、Ⅲ、紫丁香苷、亚麻仁油酸	A	W

续 表

麦冬	10g~15g	多种甾体皂苷	A	W
天冬	10g~15g	天冬酰胺、瓜氨酸、薯蓣皂苷元 β-谷甾醇、单糖	A	W
百合	10g~30g	秋水仙碱	A	W
石斛	10g~15g	石斛碱、石斛胺、石斛酮碱、石斛高碱	A	W
玉竹	10g~15g	玉竹黏多糖	A	W
黄精	10g~30g	黄精多糖、低聚糖、黏液质、淀粉、多种氨基酸	A	W

续 表

枸杞子	10g~15g	甜菜碱、阿托品、莨菪碱、莨菪亭、多糖、抗坏血酸、尼克酸、钙、磷、铁、锌	A	W
桑葚	10g~15g	芦丁、糖、鞣酸、苹果酸、维生素 B_1、B_2、C	A	W
银耳	3g~10g	多糖、脂类、酶、蛋白质、氨基酸	A	注②
墨旱莲	10g~15g	皂苷、烟碱、鞣质、苦味子	A	W
女贞子	10g~15g	齐墩果酸、乙酰齐墩果酸、熊果酸、甘露醇、葡萄糖、棕榈酸、硬脂酸、油酸、亚油酸	A	W
黑芝麻	10g~30g	脂肪油（油酸、亚油酸、棕榈酸、硬脂酸）	A	W

续 表

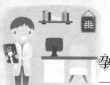

龟甲	15g~30g	骨胶原、天冬氨酸、苏氨酸、蛋氨酸、苯丙氨酸、亮氨酸	A	W
鳖甲	15g~30g	骨胶原、角蛋白、碘质、碳酸钙、磷酸钙、维生素 D	A	W

注①:传统果品。

注②:传统食品。

十八、收涩药

药名	剂量	主要成分	级别	备注
止汗药				
麻黄根	3g~10g	生物碱（麻黄根素、麻黄根碱 ABCD、阿魏酰组胺）		
浮小麦	15g~30g	淀粉、酶类蛋白质、脂肪、维生素		
糯稻根须	15g~30g	多种氨基酸、多糖及无机盐		
敛肺涩肠药				
五味子	2g~6g	挥发油（α－蒎烯、莰烯、β－蒎烯）、木脂素类（五味子素、五味子乙素、五味子丙素）	A	W
乌梅	3g~10g	柠檬酸、苹果酸、琥珀酸等有机酸，鼠李柠檬素-3-0-鼠李糖苷等多种黄酮苷，花生四烯酸酯等多种三萜脂肪酸酯	A	W

续 表

五倍子	3g~9g	五倍子鞣质、没食子酸		
罂粟壳	3g~6g	吗啡、可待因、那可汀、罂粟碱、罂粟壳碱	B/D	F 注①
诃子	3g~10g	鞣质（诃子酸、诃黎勒酸、没食子酸、莽草酸、奎宁酸）	A	W
石榴皮	3g~10g	没食子酸、苹果酸、熊果酸、异槲皮苷、石榴皮素 B、安石榴苷、鞣质		
肉豆蔻	3g~10g	挥发油（α－蒎烯、d-莰烯）	A	W
赤石脂	10g~20g	水硅酸铝		
禹余粮	10g~20g	碱式氧化铁		

续 表

固精缩尿止带药				
山茱萸	5g~10g	山茱萸苷、莫罗忍冬苷	A	W
覆盆子	3g~10g	枸橼酸、没食子酸等有机酸	A	W
桑螵蛸	3g~10g	蛋白质、粗纤维、脂肪、胡萝卜素样色素		
金樱子	6g~15g	皂苷	A	W
莲子	6g~15g	淀粉、荷叶碱	A	W
芡实	10g~15g	淀粉	A	W
海螵蛸	6g~12g	碳酸钙、壳角质、黏液质		

注①:B 临时使用。D 长期使用。

十九、涌吐药

药名	剂量	主要成分	级别	备注
常山	5g~10g	常山碱甲乙丙		
瓜蒂	2.5g~5g	葫芦素 B		孕妇禁用
胆矾	0.3g~0.6g	硫酸铜		孕妇禁用
藜芦	0.3g~0.9g	原藜芦碱、藜芦碱、伪藜芦碱、红藜芦碱等多种甾体生物碱		孕妇禁用

二十、杀虫止痒药

药名	剂量	主要成分	级别	备注
雄黄	0.15g~0.3g	二硫化二砷		孕妇禁用
硫黄	1g~3g	硫		
白矾	1g~3g	硫酸铝钾		
蛇床子	15g~30g	挥发油（蒎烯、莰烯、异戊酸龙脑酯、异龙脑）		
土荆皮	仅外用	土荆甲酸、土荆乙酸等多种新二萜酸及白桦脂酸等三萜类成分		
木槿皮	3g~10g	鞣质、黏液质		

续 表

蜂房	6g~12g	蜂蜡、树脂		
大蒜	5g~10g	挥发油（多种硫醚类化合物、蒜辣素）		
樟脑	0.1g~0.2g	双环萜酮物质		
炉甘石	仅外用	硫酸锌		
硼砂	1.5g~3g	四硼酸钠		

二十一、拔毒生肌药

药名	剂量	主要成分	级别	备注
升药	外用适量	氧化汞		孕妇禁用
轻粉	0.1g~0.2g	氯化亚汞		孕妇禁用
砒石	0.002g~0.004g	三氧化二砷		孕妇禁用
铅丹	外用适量 0.3g~0.6g	四氧化三铅		孕妇禁用
密陀僧	外用适量 0.2g~0.5g	氧化铅		孕妇禁用

注:此类药物外用、内服均会引起中毒。

下 篇

方剂孕期应用初探

方剂是在中医理论指导下，在辩证审因决定治法之后，选择合适的中药，酌定用量，按照组成原则妥善配伍而成。虽然民间有“偏方一味，气死名医”的说法，历代的方剂专著也有单味中药成方的记载，但绝大部分的方剂，所用中药在2味以上，大多数在4~12味，部分由20多味中药组成，极少见的甚至达100味以上。

在中医学的资料里可以看到，除矿物以外大部分单味中药的成分都很复杂，组成方剂后更是繁复。在方剂方面，对孕期使用的安全性评价资料几近于无。市面上有售的中成药，有“孕妇慎用”“孕妇忌用”“孕妇禁用”等传统的说明，与FDA的安全分级尚有差距，在缺乏其他明确的资料的情况下，先按说明书使用。如市面上的“复方鳖甲软肝片”，其说明书里有孕妇忌用，可记为M(X)。在日常中药处方中，是否先采取以下的方法先行评估,以利于实际中医临床使用。

例如:麻黄汤,由以下中药组成:

麻黄 C

甘草 A

杏仁 A

桂枝 A

在这4味组成麻黄汤方的中药里,孕期使用级别影响最大的是C,那么暂时把麻黄汤方的评价等级定为 C。

又如:桂枝汤,由以下中药组成:

桂枝 A

白芍 A

甘草 A

生姜 A

大枣 A

在这5味组成桂枝汤的中药里,孕期使用级别全部为A,那么桂枝汤的孕期使用级别为A。

又如:桃红四物汤,由下列中药组成:

桃仁 A

红花 A

川芎 A

当归 A

白芍 A

熟地　A

6味中药组成桃红四物汤,孕期使用级别全为A,那么桃红四物汤孕期使用级别为A。

再如:大承气汤,由以下中药组成:

大黄　A

芒硝　(级别不明)

枳实　A

厚朴　A

在这4味组成大承气汤的中药中,3味孕期使用级别为A,1味不明,无法评定大承气汤的孕期使用级别,应谨慎使用。

以此类推其他的方剂，若在处方中出现X级别的或出现孕妇禁用的中药,应禁止使用于孕妇。其他情况待以后单味中药和方剂在孕期使用时对胎儿的影响方面的资料进一步完善,再逐步确定其级别。

附录 1

卫生部关于进一步规范保健食品原料管理的通知

卫法监发〔2002〕51 号

各省、自治区、直辖市卫生厅局、卫生部卫生监督中心：

为进一步规范保健食品原料管理，根据《中华人民共和国食品卫生法》，现印发《既是食品又是药品的物品名单》《可用于保健食品的物品名单》和《保健食品禁用物品名单》（见附件），并规定如下：

一、申报保健食品中涉及的物品（或原料）是我国新研制、新发现、新引进的无食用习惯或仅在个别地区有食用习惯的，按照《新资源食品卫生管理办法》的有关规定执行。

二、申报保健食品中涉及食品添加剂的，按照《食品添加剂卫生管理办法》的有关规定执行。

三、申报保健食品中涉及真菌、益生菌等物品(或原料)的，按照我部印发的《卫生部关于印发真菌类和益生菌类保健食品评审规定的通知》(卫法监发〔2001〕84号)执行。

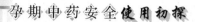

四、申报保健食品中涉及国家保护动植物等物品(或原料)的，按照我部印发的《卫生部关于限制以野生动植物及其产品为原料生产保健食品的通知》(卫法监发〔2001〕160号)、《卫生部关于限制以甘草、麻黄草、苁蓉和雪莲及其产品为原料生产保健食品的通知》(卫法监发〔2001〕188号)、《卫生部关于不再审批以熊胆粉和肌酸为原料生产的保健食品的通告》(卫法监发〔2001〕267号)等文件执行。

五、申报保健食品中含有动植物物品(或原料)的，动植物物品(或原料)总个数不得超过14个。如使用附件1之外的动植物物品(或原料)，个数不得超过4个；使用附件1和附件2之外的动植物物品(或原料)，个数不得超过1个，且该物品(或原料)应参照《食品安全性毒理学评价程序》(GB15193.1-1994)中对食品新资源和新资源食品的有关要求进行安全性毒理学评价。

以普通食品作为原料生产保健食品的，不受本条规定的限制。

六、以往公布的与本通知规定不一致的，以本通知为准。

附件：1.既是食品又是药品的物品名单

2. 可用于保健食品的物品名单

3. 保健食品禁用物品名单

二〇〇二年二月二十八日

附件1 既是食品又是药品的物品名单(按笔画顺序排列)

丁香、八角茴香、刀豆、小茴香、小蓟、山药、山楂、马齿苋、乌梢蛇、乌梅、木瓜、火麻仁、代代花、玉竹、甘草、白芷、白果、白扁豆、白扁豆花、龙眼肉(桂圆)、决明子、百合、肉豆蔻、肉桂、余甘子、佛手、杏仁(甜、苦)、沙棘、牡蛎、芡实、花椒、赤小豆、阿胶、鸡内金、麦芽、昆布、枣(大枣、酸枣、黑枣)、罗汉果、郁李仁、金银花、青果、鱼腥草、姜(生姜、干姜)、枳椇子、枸杞子、栀子、砂仁、胖大海、茯苓、香橼、香薷、桃仁、桑叶、桑葚、橘红、桔梗、益智仁、荷叶、莱菔子、莲子、高良姜、淡竹叶、淡豆豉、菊花、菊苣、黄芥子、黄精、紫苏、紫苏籽、葛根、黑芝麻、黑胡椒、槐米、槐花、蒲公英、蜂蜜、榧子、酸枣仁、鲜白茅根、鲜芦根、蝮蛇、橘皮、薄荷、薏苡仁、薤白、覆盆子、藿香。

附件2　可用于保健食品的物品名单(按笔画顺序排列)

人参、人参叶、人参果、三七、土茯苓、大蓟、女贞子、山茱萸、川牛膝、川贝母、川芎、马鹿胎、马鹿茸、马鹿骨、丹参、五加皮、五味子、升麻、天门冬、天麻、太子参、巴戟天、木香、木贼、牛蒡子、牛蒡根、车前子、车前草、北沙参、平贝母、玄参、生地黄、生何首乌、白及、白术、白芍、白豆蔻、石决明、石斛(需提供可使用证明)、地骨皮、当归、竹茹、红花、红景天、西洋参、吴茱萸、怀牛膝、杜仲、杜仲叶、沙苑子、牡丹皮、芦荟、苍术、补骨脂、诃子、赤芍、远志、麦门冬、龟甲、佩兰、侧柏叶、制大黄、制何首乌、刺五加、刺玫果、泽兰、泽泻、玫瑰花、玫瑰茄、知母、罗布麻、苦丁茶、金荞麦、金樱子、青皮、厚朴、厚朴花、姜黄、枳壳、枳实、柏子仁、珍珠、绞股蓝、葫芦巴、茜草、荜茇、韭菜子、首乌藤、香附、骨碎补、党参、桑白皮、桑枝、浙贝母、益母草、积雪草、淫羊藿、菟丝子、野菊花、银杏叶、黄芪、湖北贝母、番泻叶、蛤蚧、越橘、槐实、蒲黄、蒺藜、蜂胶、酸角、墨旱莲、熟大黄、熟地黄、鳖甲。

附件3　保健食品禁用物品名单(按笔画顺序排列)

八角莲、八里麻、千金子、土青木香、山莨菪、川乌、广防己、马桑叶、马钱子、六角莲、天仙子、巴豆、水银、长春花、甘遂、生天南星、生半夏、生白附子、生狼毒、白降丹、石蒜、关木通、农吉痢、夹竹桃、朱砂、米壳(罂粟壳)、红升丹、红豆杉、红茴香、红粉、羊角拗、羊踯躅、丽江山慈姑、京大戟、昆明山海棠、河豚、闹羊花、青娘虫、鱼藤、洋地黄、洋金花、牵牛子、砒石(白砒、红砒、砒霜)、草乌、香加皮(杠柳皮)、骆驼蓬、鬼臼、莽草、铁棒槌、铃兰、雪上一枝蒿、黄花夹竹桃、斑蝥、硫黄、雄黄、雷公藤、颠茄、藜芦、蟾酥。

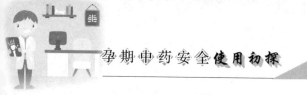

附录 2

药品不良反应信息通报(第 6 期)

警惕含马兜铃酸中药的安全性问题、左旋咪唑等咪唑类驱虫药与脑炎综合征、盐酸芬氟拉明的心血管系统严重不良反应。

(2004 年 04 月 15 日 发布)

编者按:

药品不良反应信息通报制度是我国新建立的一项及时反馈药品安全性隐患的制度。《药品不良反应信息通报》的发布,尤其是自第四期开始面向社会公开以来,对推动我国药品不良反应监测工作,保障广大人民群众用药安全起到了积极作用。广大医务工作者,在提高了对药品不良反应认知的基础上,结合临床用药的品种、剂量、疗程及特殊人群用药,更加积极地开展药品不良反应信息的收集和报告工作。药品的生产和经营企业也由此增强了对防范药品安全性隐患的高度责任意识,一些企业不仅注意收集被通报药品的不良反应病例,而且正着手开展药品上市后的安全性评价工作。

药品犹如一把双刃剑，在具有治疗作用的同时，也必然存在不良反应。因此，被通报了不良反应的药品并不表明是不合格的药品，也不应与“毒药”“假药”“劣药”“不能使用”相提并论。《药品不良反应信息通报》的内容属告知性质，旨在提醒药品的生产企业、经营企业、医疗机构及广大公众注意药品存在的安全性隐患，尽量避免严重药品不良反应的重复发生，从而为保障社会公众用药的安全筑起一道有效屏障。

警惕含马兜铃酸中药的安全性问题

近年国内外研究证实马兜铃酸具有肾毒性，含马兜铃酸中药材的肾毒作用与其马兜铃酸含量和用药时间长短有一定关系：短期大剂量服用可引起急性马兜铃酸肾病，病理表现为急性肾小管坏死，临床出现急性肾功能衰竭；长期间断或持续小剂量服用可引起慢性马兜铃酸肾病，病理表现为寡细胞性肾间质纤维化，临床出现慢性进行性肾功能衰竭（持续服用者肾损害进展较快）；小剂量间断服用数周至数月可出现肾小管功能障碍型马兜铃酸肾病，病理表现为肾小管变性及萎缩，临床出现肾小管酸中毒和（或）范可尼综合征，而血清肌酐正常。此外，还有马兜铃酸致癌的报道，人体主要诱发泌尿系统上皮癌。

目前，马兜铃科的药材关木通、马兜铃、青木香、寻骨风、广防己、朱砂莲已检出马兜铃酸，天仙藤检出马兜铃酸类物质，其中关木通因安全性问题已被国家食品药品监督管理局取消药用标准。

1988年至2004年3月，国家药品不良反应监测中心病例报告数据库中有关马兜铃、青木香、广防己、朱砂莲引起肾损害的不良反应病例报告共31例，详细情况如下：

含青木香：中药汤剂1例，不良反应为急性肾功能衰竭；冠心苏合丸25例（5例合用其他含关木通制剂），不良反应为慢性肾功能衰竭；舒肝理气丸1例，不良反应为慢性肾功能衰竭。

含马兜铃：二十五味松石丸1例，不良反应为慢性肾功能衰竭。

含广防己：中药汤剂2例，不良反应为慢性肾功能衰竭1例、急性肾功能衰竭1例，2例均合用关木通。

含朱砂莲：中药颗粒剂1例，不良反应为慢性肾功能衰竭。

典型病例如下：

男性患者，52岁，1998年至2001年间断服用冠心苏合丸，1次3丸，每日2次。2002年6月开始出现夜尿增多，2～3次/夜。2002年8月检查，尿蛋白++。2002年11月检查，血常规：血色素100g/L，白细胞7×109/L，血小板147×109/L；肾功能：

血清肌酐 287μmol/L，肌酐清除率 39.82ml/min；尿酸化功能：pH 6.7，碳酸氢根 15.09mmol/L，可滴定酸 5.93mmol/L，铵离子 26.41mmol/L（提示远端肾小管酸中毒）；B 超：左肾长径10.5cm，皮质厚 1.65cm，右肾长径 10.2cm，皮质厚 1.50cm；肾活检：慢性肾小管间质肾病。经治疗患者肾功能未好转。

建议在服用含马兜铃酸的中药材或中成药时，必须在医师的指导下使用，严格控制剂量和疗程，并在治疗期间注意肾小管及肾小球功能监测。

左旋咪唑等咪唑类驱虫药与脑炎综合征

左旋咪唑（又称左咪唑、驱虫速、驱钩蛔、左旋四咪唑、左旋驱虫净、左旋噻咪唑、肠虫净、驱虫糖、小儿治虫栓等）、甲苯咪唑（又称甲苯达唑、安乐士、驱虫康、二苯酮咪胺酯、一片灵、二苯酮咪唑胺酯、威乐治、苯甲酰咪胺甲酯、二苯酮胍甲酯等）、阿苯达唑（又称丙硫达唑、丙硫咪唑、肠虫清、阿丙条、抗蠕敏、扑尔虫、丙硫苯咪胺酯、丙巯咪唑等）三种咪唑类驱虫药均为广谱驱虫药，临床用于蛔虫、钩虫、囊虫等病的驱虫治疗。其中左旋咪唑尚作为免疫调节剂使用。

1988 年至 2004 年 3 月，国家药品不良反应监测中心病例报告数据库中有关左旋咪唑引起脑炎综合征的病例报告 1 例。目前，世界卫生组织(WHO)药品不良反应病例报告数据库中涉及此三种咪唑类驱虫药的脑炎病例报告 61 例，其中左旋咪唑 53 例、甲苯咪唑 6 例、阿苯达唑 2 例。

1994 年至 2003 年，国内文献报道中检索到此三种咪唑类驱虫药引起脑炎综合征的病例 632 例，其中左旋咪唑 543 例、甲苯咪唑 43 例、阿苯达唑 46 例。国外文献中有左旋咪唑作为免疫调节剂使用引起脑炎综合征的报道。同时，国内已完成的多项药物流行病学研究表明，左旋咪唑可引起脑炎综合征。

此三种咪唑类驱虫药引起的脑炎综合征的特点：(1) 多在服药后 10~40 天逐渐出现精神神经方面的症状和体征；(2)多表现为缄默少动、情感淡漠、思维抑制、记忆力障碍和计算力锐减等精神呆滞症状；继之出现神经系统弥漫性受损，如头晕、头痛、行走无力、抽搐及大小便失禁、四肢瘫痪等；有的伴有不同程度的意识障碍；(3)体检可见肌张力改变、腱反射亢进和病理反射阳性；(4)脑电图检查可见中、重度异常，以慢波表现为主；(5) 脑脊液检查半数病灶呈轻度炎症改变及 IgG 增高；(6)CT 检查脑部呈多病灶片状低密度阴影；核磁共振图像显示脑白质多病灶密度增高。

鉴于此三种咪唑类驱虫药与脑炎综合征的关系，建议在医师指导下使用(包括群防群治)，严格掌握适应症和禁忌症。并提请注意此类反应多为迟发反应。处方时应询问患者的过敏史、家族过敏史，有咪唑类驱虫药过敏史或家族过敏史者禁用，对其他药物有过敏史者慎用。

盐酸芬氟拉明的心血管系统严重不良反应

盐酸芬氟拉明是拟交感胺类衍生物，为苯丙胺类食欲抑制剂，用于肥胖症治疗。国外有芬氟拉明引起瓣膜性心脏病和原发性肺动脉高压的报道。

目前，世界卫生组织(WHO)药品不良反应病例报告数据库中，有关芬氟拉明的不良反应报告共16,893例。涉及心血管系统异常的不良反应表现16,851例次(占31%)，包括心脏瓣膜异常4,269例次(占7.9%)、心律不齐2,268例次(占4.2%)、肺动脉高压2,060例次(占3.8%)等；涉及精神系统、呼吸系统异常的不良反应表现分别为8,664例次(占16.3%)、6,282例次(占11.6%)。

1988年至2004年3月，国家药品不良反应监测中心病例报告数据库中有关盐酸芬氟拉明的不良反应报告2例，1例为瓣膜性心脏病、1例为心律不齐。其中瓣膜性心脏病的病例情况如下：

患者,女性,41 岁,因心慌气短乏力 2 年余,近日加重,入院治疗。患者自述曾因减肥间断服用盐酸芬氟拉明 6.5 年,每日 40mg,了解到该药有关不良反应后停用。体检:血压 110/70mmHg,心率 91 次 /min;心电图示:大致正常;彩超示:主动脉瓣、二尖瓣关闭不全;诊断为瓣膜性心脏病。经抗心律失常治疗,仍有心悸的症状。

鉴于盐酸芬氟拉明可导致心血管系统的严重不良反应,建议此类药物必须在医师指导下使用,严格掌握适应症和禁忌症。青光眼患者和对芬氟拉明或其他拟交感胺类药物过敏者禁用。使用单胺氧化酶抑制剂的患者在 14 天内避免使用。高血压、心血管疾病、情绪低落的患者慎用,如果使用应注意监护。另外,无论是减肥治疗还是希望通过减少体重达到塑形的人群,应长期坚持科学的生活方式,如适当控制进食量、坚持体力劳动、运动锻炼等,才能保持体重,减少反弹。

有关生产企业请按规定收集报送以上药品所有不良反应报告和信息。

注:通报所列信息来自国家药品不良反应监测中心数据库。

索　引

四　画

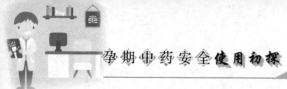

五　画

七　画

八　画

九　画